(Extrait de *Vers l'Avenir*, Journal
bi-mensuel contre la Tuberculose,
pour la Race, 16 bis, Allées d'Iéna,
Carcassonne (Aude).

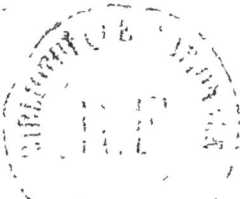

ALLOCATIONS
Aux Réformés N° 2

PAR

Le Docteur VIGOUROUX

DIPLÔMÉ DU CERTIFICAT D'ETUDES PÉNALES

MÉDECIN-MAJOR

Médecin-Expert au Centre Spécial de Réforme de Béziers

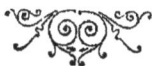

CARCASSONNE
Imprimerie J. BONNAFOUS, Rue de la Mairie, 50
1918

(Extrait de *Vers l'Avenir*, Journal
bi-mensuel contre la Tuberculose,
pour la Race, 16 bis, Allées d'Iéna,
Carcassonne (Aude).

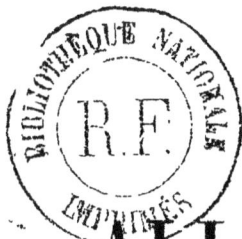

ALLOCATIONS
Aux Réformés N° 2

PAR

Le Docteur VIGOUROUX

Diplômé du Certificat d'Etudes Pénales

Médecin-Major

Médecin-Expert au Centre Spécial de Réforme de Béziers

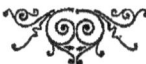

CARCASSONNE

Imprimerie J. BONNAFOUS, Rue de la Mairie, 50

1918

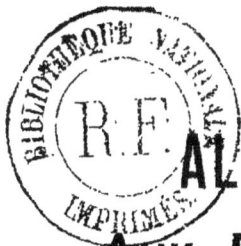

ALLOCATIONS
Aux Réformés N° 2

PAR

Le Docteur VIGOUROUX,

Médecin-Major, Médecin-Expert au Centre Spécial
de Réforme de Béziers

En France : « Nul n'est censé ignorer la loi. »

Cependant, combien de malheureux poilus renvoyés dans leur foyer, ignorent actuellement encore, celle-là même qui leur serait, sans aucun doute, d'un si précieux secours, pour le rétablissement de leur santé momentanément ébranlée.

Je veux parler de la *Loi du 9 Décembre 1916* dite : Loi des Allocations temporaires aux Réformés N° 2.

A). *Deux sortes de Réformés.* — On sait généralement dans le public qu'il y a deux sortes de réformés :

1° Les soldats réformés n° 1 pour maladie ou blessure contractées ou aggravées en service commandé ; et

2° Les soldats réformés n° 2 pour maladie

ou blessure, dont l'origine pas plus que l'aggravation n'incombent à un fait de service.

Les premiers ont droit depuis la loi de 1831 sur les Pensions Militaires à une indemnité pécuniaire que leur verse l'Etat.

Les seconds, jusqu'au 9 décembre 1916, n'avaient droit à rien. Aucun statut, aucune loi ne leur venaient en aide.

Pris à un moment donné de leur vie : *Bon — Service armé*, selon l'expression coutumière, ils se trouvaient rayés des contrôles de l'armée, comme inaptes à y servir, quelques mois ou quelques années après, sans même avoir droit à une indemnisation.

Cela ne paraît pas très équitable au premier abord. C'est cependant très juste dans de nombreux cas.

Il semble, en effet, qu'un homme reconnu apte à servir dans l'armée, qui ne fait pas autre chose ; et qui en est renvoyé, quelques temps après comme impropre à y servir, a dû fatalement y contracter sa maladie, ou bien l'y aggraver par le fait du service. Il paraît au premier abord qu'elle lui est imputable.

Cependant, les exemples abondent qui prouvent qu'il n'en est rien. Qui dit : Maladie contractée au cours du service, ne dit pas fatalement : Maladie imputable au service, ou Maladie survenue à cause et par le seul fait du service.

Bien des affections latentes, non connues de leur porteur, antérieurement à son incorpora-

tion, fût-il même un très bon observateur
de sa propre personne, peuvent fort bien se
révéler au cours du service militaire, tout
aussi bien qu'elles seraient apparues dans la
vie civile. Le service, dans ce cas là, peut
donc n'être pour rien au sujet de leur éclosion.
A plus forte raison, les sequelles de maladies
aigües survenues au cours de permission, aussi
bien que tous les accidents occasionnés en
dehors du service, par suite de négligences,
d'imprudences ou de circonstances mala-
droites et fortuites de tiers, affections ou
blessures qui n'ont aucun rapport de près ou
de loin avec l'armée, ne doivent-elles donner
lieu à indemnisation de la part de l'Etat.

C'est en vertu de ces principes, le plus généralement appliqués, que le réformé n° 2
jusqu'à la promulgation de la *Loi du 9 Décem-*
bre 1916, était renvoyé chez lui les mains
vides. Sans doute lui restait-il la posssibilité
de solliciter un secours auprès du Ministre de
la Guerre.

Mais il n'en recevait toutefois que des sub-
sides très réduits, temporaires ; et qu'on ne
lui devait pas. Il les recevait à titre de faveur ;
sans y avoir légalement droit.

B). *Présomption de l'aggravation*. — Il a paru
au cours de la présente guerre qu'un homme
incorporé, par conséquent jugé dans un état
de santé suffisamment bon pour servir, soit
dans le service auxiliaire, soit dans le service

armé, puis renvoyé chez lui après quelques
mois de présence au corps, sans même avoir
subi les fatigues inhérentes aux troupes en
campagne, ni les intempéries du front, n'avait
pu cependant, au cours d'une vie de caserne
ou de garnison, prendre toutes les précautions
élémentaires au sujet de sa santé, ainsi qu'il
eût pu le faire chez lui. Le seul fait de sa
transplantation, dans un milieu différent de
celui qui lui était coutumier, d'un change-
ment de vie, de régime : toutes choses, la
plupart du temps défavorables, ont été consi-
dérées comme ayant permis à une maladie de
se manifester plus vite qu'elle ne l'aurait fait
en temps normal, d'évoluer plus rapidement
qu'elle n'eût évolué dans la vie civile.

C). *Conditions à remplir.* — De là est née la
Loi des allocations temporaires aux réformés
n° 2. Elle leur permet — s'ils ont été incor-
porés pendant soixante jours au moins entre
le 2 août 1914 et la date de la cessation des
hostilités — de solliciter une allocation temporaire. Ces allocations sont accordées pour
une durée de 3 ou de 6 mois ; et sont renou-
velables. Leur taux peut être de 30 ou de
50 francs par mois. Elles sont payables par le
Sous-Intendant militaire du chef-lieu du
département du domicile de l'intéressé ; ou du
Commissaire de la Marine, chef du service de
la solde, pour un marin.

Cette loi reconnaît donc aux réformés n° 2,

comme aux réformés temporaires n° 2, et
assimilables (hommes versés dans le service
auxiliaire à la suite de blessure ou de maladie
survenues au cours du service et affectés à une
classe non encore appelée) l'aggravation de
leur affection présumée imputable aux fatigues
du service, sous réserve de la preuve contraire
à la charge de l'autorité compétente. Cette
preuve contraire est très difficile à fournir,
pour ne pas dire presque toujours impossible.
Comment prouver, en effet, par un *fait précis*,
ainsi que la loi l'exige, qu'une bronchite ou
qu'une entérite n'ont pas été occasionnées ou
aggravées par deux mois au moins, d'incorporation ?

L'allocation cependant, n'est accordée que
si le degré d'invalidité atteint ou dépasse
40 o/o : et seulement, du fait de la maladie
pour laquelle le malade a été réformé.

Il est par conséquent inutile qu'un réformé
n° 2 sollicite une allocation temporaire pour
une maladie autre que celle qui l'a fait réformer ; de même, si un docteur consulté au
préalable n'estime pas que sa gêne fonctionnelle atteigne ou dépasse le 40 o/o d'impotence
fonctionnelle.

Réformé par exemple, pour coliques hépati-
ques, il sollicitera infructueusement une allocation, s'il se trouve atteint de bronchite, et
guéri de son affection hépatique.

Il n'aura chance de voir sa demande agréée,
que si elle remplit les conditions que nous

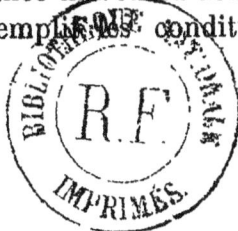

venons brièvement d'énumérer ; et si encore
une fois, le motif de sa demande est le même
que la cause de sa réforme.

Enfin, il ne devra pas se trouver hospitalisé
aux frais de l'Etat ; puisque dans ces conditions, ayant le gîte et la nourriture assurés il
toucherait deux fois son allocation ; c'est-à-
dire en nature et en espèces : ce que n'a pas
voulu l'Etat.

D), *Etablissement de la demande*. — Les
demandes établies sur papier libre doivent
être adressées — dûment légalisées — soit au
Ministre de la Guerre, soit ce qui est préféra-
ble, au Général commandant la subdivision du
domicile de l'intéressé, s'il s'agit d'hommes
ayant appartenu à l'armée de terre, soit au
Préfet maritime de l'arrondissement dont ils
dépendent, s'il s'agit de marins.

Ces demandes doivent contenir l'indication
du corps d'affectation au moment de la réforme n° 2, ou du classement dans le service
auxiliaire ; la date de la réforme ; et le lieu où
elle a été prononcée. L'intéressé doit l'accom-
pagner de toutes copies de pièces ou de certi-
ficats qu'il aurait en sa possession ; et qu'il
jugerait utile de produire relativement tant à
son état de santé, qu'à sa situation militaire.
Il présenterait ensuite ces pièces elles-mêmes,
s'il n'en avait pas fait authentifier la copie
conforme par légalisation du Maire de sa com-
mune, devant la Commission qui aurait à
l'examiner par la suite.

La demande prend date du jour de sa légalisation.

E). *Constitution du dossier.* — Ceci fait, le réformé n° 2 demandeur, n'a qu'à attendre trois ou quatre semaines au plus, afin que son dossier soit constitué. Par les soins du Général commandant la subdivision, ou le Préfet maritime, à sa demande légalisée sont joints : son état signalétique et des services, ou pour les inscrits maritimes l'extrait du matricule, le certificat de l'autorité préfectorale établissant que l'intéressé n'est pas hospitalisé aux frais de l'Etat, un rapport de gendarmerie portant sur l'état de santé du pétitionnaire antérieurement à son incorporation, ainsi que ses moyens d'existence et ses ressources au moment de l'établissement de sa demande. S'il s'agit d'un renouvellement d'allocation temporaire, il est joint à ce dossier un rappel des décisions antérieurement prises.

F). *Commission temporaire aux réformés n° 2.* — Telle est la dénomination spéciale des Commissions qui après examen des dossiers et des pétitionnaires réformés n° 2 sont chargées de faire des propositions au Ministre de la Guerre sur les allocations à accorder.

Ces Commissions sont composées par : un Officier supérieur désigné par le Général commandant la subdivision, un Sous-Intendant militaire ou son représentant, un Conseiller de préfecture désigné par le Préfet, un Officier du bureau de recrutement de la subdivision, et enfin deux médecins militaires, médecins-experts, appartenant à un centre spécial de réforme, désignés par le Directeur du Service de santé de la région.

G). *Opérations de la Commission.* — Si la demande n'est pas recevable (au sujet de la durée de l'incorporation ou de l'hospitalisation aux frais de l'État) l'intéressé en est avisé. S'il conteste le bien-fondé de cette appréciation, il a le droit d'adresser une réclamation par les mêmes voies à la Commission des allocations qui décidera, s'il y a lieu, de compléter la constitution de son dossier et de l'entendre.

Si la demande est recevable, son dossier une fois constitué est transmis au Président de la Commission qui le convoque aux fins d'examen. Les frais de transport lui sont en partie remboursés.

Si l'intéressé n'est pas transportable, la Commission juge sur pièces après l'avoir fait examiner au préalable par un médecin militaire, en présence d'un officier de gendarmerie ou d'un commandant de brigade. La Commission conclut dans l'un ou dans l'autre cas à l'attribution, ou au rejet de l'allocation. Elle a plus particulièrement à répondre aux questions suivantes, à propos de chaque cas qui lui est soumis :

1° Nature de l'affection constatée.

2° Existe-t-il des faits de nature à établir que l'infirmité ou la maladie n'a pas été aggravée par les fatigues, dangers ou accidents du service militaire ?

3° Degré d'invalidité. (Indiquer le pourcentage par échelonnement de 5 en 5).

4° Durée probable de l'invalidité. (Mois, Année, Caractère permanent).

5° Appréciation sur les ressources et moyens d'existence.

6° Proposition de la Commission. (Attribution ou rejet).

7° La décision de la Commission a-t-elle été prise à l'unanimité ?

8° Observations (s'il y a lieu).

Suivent les signatures des membres composant la Commission.

La proposition d'attribution ou de rejet d'allocation est prise à la majorité des voix.

En cas de partage la voix du Président est prépondérante.

Signalons en passant que les médecins-experts militaires n'ont pas seulement voix consultative, comme dans les Commissions de réforme, mais aussi voix délibérative. Ils votent au sujet de la décision à intervenir. Leurs pouvoirs sont donc plus étendus qu'aux Commissions de réforme.

H). *Transmission des dossiers au Ministre.* — Les dossiers sont immédiatement transmis au

Ministre de la Guerre qui les fait vérifier au point de vue de la régularité de leur constitution, ainsi qu'au point de vue de la recevabilité de la demande. Il les soumet, s'il le juge utile, à l'avis des Conseils techniques centraux, (la Commission Consultative Médicale ou le Conseil supérieur de Santé de la Marine) qui donnent leur avis sur l'appréciation de l'invalidité et sur la relation pouvant exister entre le fait du service et l'origine ou l'aggravation cause de la réforme.

Le Ministre décide du taux de l'allocation mensuelle, qui peut être, nous l'avons déjà dit, de trente ou de cinquante francs ; et de sa durée : trois ou six mois.

Dans le cas du rejet de la demande par le Ministre, il décide, s'il y a lieu, d'examiner la situation de l'intéressé au point de vue d'un secours éventuel,

Il n'est pas donné suite aux demandes nouvelles formulées moins de six mois à compter de la décision ministérielle.

Dans le cas d'attribution, notification est ensuite immédiatement faite aux intéressés.

I). *Renouvellement.* — La demande de renouvellement d'allocation au titre de réformé nº 2 est établie sans qu'il soit besoin de produire de nouvelles pièces. Mais elle doit rappeler la date de la décision ministérielle qui a accordé antérieurement l'allocation temporaire.

Une nouvelle enquête est provoquée auprès

de la gendarmerie, afin d'établir si la situation personnelle de l'intéressé a ou n'a pas changé; et la demande suit la même filière que précédemment.

Que le lecteur de ces quelques lignes, s'il a eu la patience d'arriver jusqu'à la fin de cet article, veuille bien excuser son auteur de l'aridité d'un sujet se prêtant, aussi peu qu'un texte de loi, à des développements littéraires attrayants, à des considérations philosophiques aussi peu captivantes : comme ce journal, quoique nouveau-né, en comporte parfois si souvent.

Mon service de Médecin-Expert au Centre de Réforme de Béziers me ramène par périodes à l'Hôpital Sanitaire de Campagne-les-Bains (16e région), en vue de réformer sur place des blessés de la tuberculose qui s'y trouvent en traitement et en rééducation professionnelle.

J'en ai vu de nombreux ramenés à la santé et à la douce joie silencieuse de se sentir revivre, grâce à la direction d'un Médecin-Chef qui, après leur avoir inculqué, avec conviction, la façon de se soigner dans l'avenir, s'efforce en véritable apôtre, par une rééducation professionnelle intelligente autant que variée, de les armer en vue d'une nouvelle lutte pour leur existence.

J'en ai réformé, en compagnie de mes collègues de Carcassonne, avec le bénéfice de la réforme n° 1, le plus souvent que les règlements militaires nous l'ont permis.

Mais je me suis trouvé parfois, toujours trop souvent, devant de malheureux tuberculeux, susceptibles seulement d'une réforme n° 2. Ils ignoraient toujours, qu'ils pouvaient recourir une fois rendus à la vie civile, à l'allocation temporaire accordée aux réformés n° 2, à défaut des avantages attachés à la réforme n° 1, qui ne pouvaient réglementairement leur être attribuée.

C'est pour ce motif que j'ai pensé vulgariser ici, par ces quelques lignes, auprès des lecteurs de ce journal, la *Loi du 9 Décembre 1916*, qui s'applique d'ailleurs aussi bien à la tuberculose qu'à toute autre maladie. Qu'il me soit permis d'ajouter sous forme de conclusion, que cette loi, quoique bienfaisante, n'est encore, à mon avis, qu'un pis aller.

Le problème de la Lutte contre la Tuberculose n'a encore été qu'entamé.

De même que pour tuer du Boche le système des petits paquets ne vaut rien ; pour lutter contre le bacille de Kock les demi-mesures sont inefficaces.

Songez que la guerre finie, l'air impur continuera « à faire plus de mal que le glaive » selon l'antique dicton !

C'est pourquoi, à un mal qui n'est pas seulement que microbien ; mais qui est encore aussi social que la tuberculose faut-il des remèdes sociaux, largement et strictement appropriés.

Tant qu'ils n'auront été que chichement mesurés ; et tant qu'on en restera aux demi-mesures, il n'y aura rien de fait.

Mais ceci pourra faire l'objet d'un autre article, le jour où je ne craindrais pas de heurter de front, les opinions des lecteurs de ce journal, peut-être trop préconçues , sur la liberté individuelle.

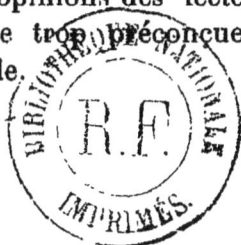